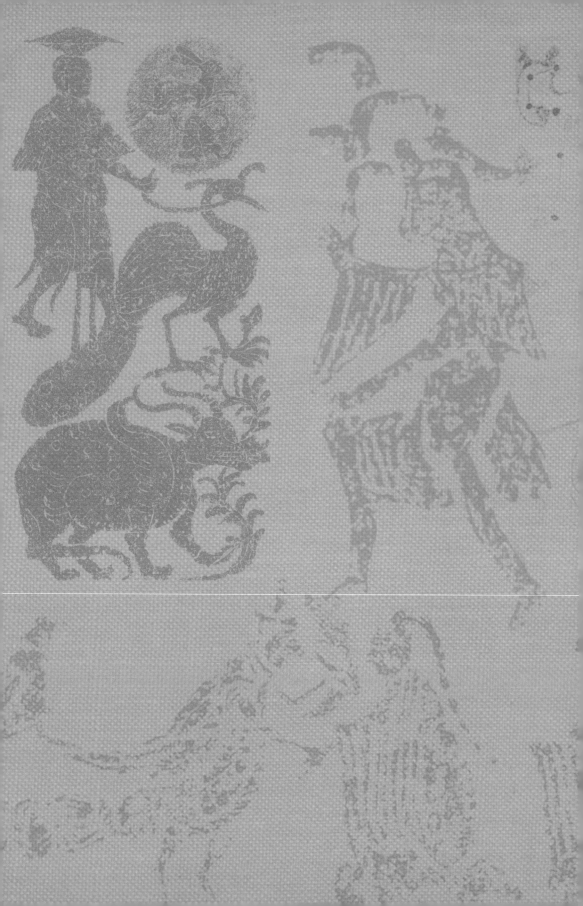

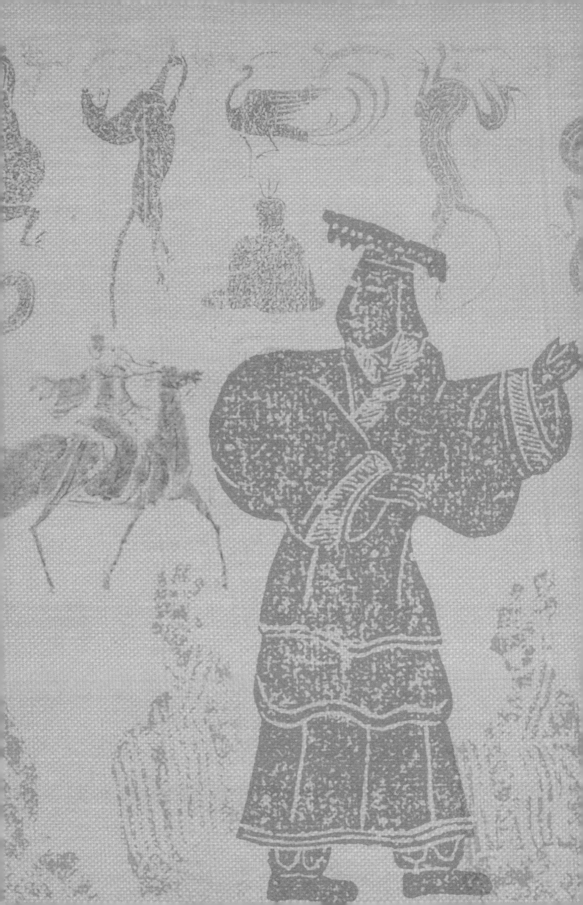

中国古医籍整理丛书

跌 打 大 全

清·邱映堂　著

李彦民　周晓燕　李引刚　胡耀昌　校注

中国中医药出版社

·北 京·

图书在版编目（CIP）数据

跌打大全/（清）邱映堂著；李彦民等校注．—北京：
中国中医药出版社，2015.12（2023.3重印）
（中国古医籍整理丛书）
ISBN 978 – 7 – 5132 – 2415 – 4

Ⅰ.①跌…　Ⅱ.①邱…②李…　Ⅲ.①中医伤科学 – 中国 –
清代　Ⅳ.①R274

中国版本图书馆 CIP 数据核字（2015）第 034012 号

中国中医药出版社出版

北京经济技术开发区科创十三街 31 号院二区 8 号楼
邮政编码　100176
传真　010 – 64405721
廊坊市祥丰印刷有限公司印刷
各地新华书店经销

开本 710×1000　1/16　印张 7.25　字数 18 千字
2015 年 12 月第 1 版　2023 年 3 月第 4 次印刷
书号　ISBN 978 – 7 – 5132 – 2415 – 4

定价　25.00 元
网址　www.cptcm.com

服 务 热 线　010 – 64405510
购 书 热 线　010 – 89535836
维 权 打 假　010 – 64405753

微信服务号　zgzyycbs
微商城网址　https://kdt.im/LIdUGr
官 方 微 博　http://e.weibo.com/cptcm
天猫旗舰店网址　https://zgzyycbs.tmall.com

如有印装质量问题请与本社出版部联系（010 – 64405510）
版权专有　侵权必究

国家中医药管理局
中医药古籍保护与利用能力建设项目
组织工作委员会

项目专家组

顾　问　马继兴　张灿玾　李经纬

组　长　余瀛鳌

成　员　李致忠　钱超尘　段逸山　严世芸　鲁兆麟
　　　　郑金生　林端宜　欧阳兵　高文柱　柳长华
　　　　王振国　王旭东　崔　蒙　严季澜　黄龙祥
　　　　陈勇毅　张志清

项目办公室（组织工作委员会办公室）

主　任　王振国　王思成

副主任　王振宇　刘群峰　陈榕虎　杨振宁　朱毓梅
　　　　刘更生　华中健

成　员　陈丽娜　邱　岳　王　庆　王　鹏　王春燕
　　　　郭瑞华　宋咏梅　周　扬　范　磊　张永泰
　　　　罗海鹰　王　爽　王　捷　贺晓路　熊智波

秘　书　张丰聪

前 言

　　中医药古籍是传承中华优秀文化的重要载体，也是中医学传承数千年的知识宝库，凝聚着中华民族特有的精神价值、思维方法、生命理论和医疗经验，不仅对于传承中医学术具有重要的历史价值，更是现代中医药科技创新和学术进步的源头和根基。保护和利用好中医药古籍，是弘扬中国优秀传统文化、传承中医学术的必由之路，事关中医药事业发展全局。

　　1949 年以来，在政府的大力支持和推动下，开展了系统的中医药古籍整理研究。1958 年，国务院科学规划委员会古籍整理出版规划小组在北京成立，负责指导全国的古籍整理出版工作。1982 年，国务院古籍整理出版规划小组召开全国古籍整理出版规划会议，制定了《古籍整理出版规划（1982—1990）》，卫生部先后下达了两批 200 余种中医古籍整理任务，掀起了中医古籍整理研究的新高潮，对中医文化与学术的弘扬、传承和发展，发挥了极其重要的作用，产生了不可估量的深远影响。

　　2007 年《国务院办公厅关于进一步加强古籍保护工作的意见》明确提出进一步加强古籍整理、出版和研究利用，以及

"保护为主、抢救第一、合理利用、加强管理"的方针。2009年《国务院关于扶持和促进中医药事业发展的若干意见》指出，要"开展中医药古籍普查登记，建立综合信息数据库和珍贵古籍名录，加强整理、出版、研究和利用"。《中医药创新发展规划纲要（2006—2020）》强调继承与创新并重，推动中医药传承与创新发展。

2003～2010年，国家财政多次立项支持中国中医科学院开展针对性中医药古籍抢救保护工作，在中国中医科学院图书馆设立全国唯一的行业古籍保护中心，影印抢救濒危珍本、孤本中医古籍1640余种；整理发布《中国中医古籍总目》；遴选351种孤本收入《中医古籍孤本大全》影印出版；开展了海外中医古籍目录调研和孤本回归工作，收集了11个国家和2个地区137个图书馆的240余种书目，基本摸清流失海外的中医古籍现状，确定国内失传的中医药古籍共有220种，复制出版海外所藏中医药古籍133种。2010年，国家财政部、国家中医药管理局设立"中医药古籍保护与利用能力建设项目"，资助整理400余种中医药古籍，并着眼于加强中医药古籍保护和研究机构建设，培养中医古籍整理研究的后备人才，全面提高中医药古籍保护与利用能力。

在此，国家中医药管理局成立了中医药古籍保护和利用专家组和项目办公室，专家组负责项目指导、咨询、质量把关，项目办公室负责实施过程的统筹协调。专家组成员对古籍整理研究具有丰富的经验，有的专家从事古籍整理研究长达70余年，深知中医药古籍整理研究的重要性、艰巨性与复杂性，履行职责认真务实。专家组从书目确定、版本选择、点校、注释等各方面，为项目实施提供了强有力的专业指导。老一辈专家的学术水平和智慧，是项目成功的重要保证。项目承担单位山东中医药大学、南京中医药大学、上海中医药大学、福建中医药大学、浙江省中医药研究院、陕西省中医药研究院、河南省中医药研究院、辽宁中医药大学、成都中医药大学及所在省市中医药管理部门精心组织，充分发挥区域间互补协作的优势，并得到承担项目出版工作的中国中医药出版社大力配合，全面推进中医药古籍保护与利用网络体系的构建和人才队伍建设，使一批有志于中医学术传承与古籍整理工作的人才凝聚在一起，研究队伍日益壮大，研究水平不断提高。

本着"抢救、保护、发掘、利用"的理念，该项目重点选择近60年未曾出版的重要古医籍，综合考虑所选古籍的保护价值、学术价值和实用价值。400余种中医药古籍涵盖了医经、基础理论、诊法、伤寒金匮、温病、本草、方书、内科、外科、女科、儿科、伤科、眼科、咽喉口齿、针灸推拿、养生、医案医话医论、医史、临证综合等门类，跨越唐、宋、金元、明以迄清末。全部古籍均按照项目办公室组织完成的行业标准《中医古籍整理规范》及《中医药古籍整理细则》进行整理校注，绝大多数中医药古籍是第一次校注出版，一批孤本、稿本、抄本更是首次整理面世。对一些重要学术问题的研究成果，则集中收录于各书的"校注说明"或"校注后记"中。

"既出书又出人"是本项目追求的目标。近年来，中医药古籍整理工作形势严峻，老一辈逐渐退出，新一代普遍存在整理研究古籍的经验不足、专业思想不坚定等问题，使中医古籍整理面临人才流失严重、青黄不接的局面。通过本项目实施，搭建平台，完善机制，培养队伍，提升能力，经过近5年的建设，锻炼了一批优秀人才，老中青三代齐聚一堂，有效地稳定了研究队伍，为中医药古籍整理工作的开展和中医文化与学术的传承提供必备的知识和人才储备。

本项目的实施与《中国古医籍整理丛书》的出版，对于加强中医药古籍文献研究队伍建设、建立古籍研究平台，提高古籍整理水平均具有积极的推动作用，对弘扬我国优秀传统文化，推进中医药继承创新，进一步发挥中医药服务民众的养生保健与防病治病作用将产生深远影响。

第九届、第十届全国人大常委会副委员长许嘉璐先生，国家卫生计生委副主任、国家中医药管理局局长、中华中医药学会会长王国强先生，我国著名医史文献专家、中国中医科学院马继兴先生在百忙之中为丛书作序，我们深表敬意和感谢。

由于参与校注整理工作的人员较多，水平不一，诸多方面尚未臻完善，希望专家、读者不吝赐教。

国家中医药管理局中医药古籍保护与利用能力建设项目办公室

二〇一四年十二月

许 序

"中医"之名立，迄今不逾百年，所以冠以"中"字者，以别于"洋"与"西"也。慎思之，明辨之，斯名之出，无奈耳，或亦时人不甘泯没而特标其犹在之举也。

前此，祖传医术（今世方称为"学"）绵延数千载，救民无数；华夏屡遭时疫，皆仰之以度困厄。中华民族之未如印第安遭染殖民者所携疾病而族灭者，中医之功也。

医兴则国兴，国强则医强。百年运衰，岂但国土肢解，五千年文明亦不得全，非遭泯灭，即蒙冤扭曲。西方医学以其捷便速效，始则为传教之利器，继则以"科学"之冕畅行于中华。中医虽为内外所夹击，斥之为蒙昧，为伪医，然四亿同胞衣食不保，得获西医之益者甚寡，中医犹为人民之所赖。虽然，中国医学日益陵替，乃不可免，势使之然也。呜呼！覆巢之下安有完卵？

嗣后，国家新生，中医旋即得以重振，与西医并举，探寻结合之路。今也，中华诸多文化，自民俗、礼仪、工艺、戏曲、历史、文学，以至伦理、信仰，皆渐复起，中国医学之兴乃属必然。

迄今中医犹为国家医疗系统之辅，城市尤甚。何哉？盖一则西医赖声、光、电技术而于 20 世纪发展极速，中医则难见其进。二则国人惊羡西医之"立竿见影"，遂以为其事事胜于中医。然西医已自觉将入绝境：其若干医法正负效应相若，甚或负远逾于正；研究医理者，渐知人乃一整体，心、身非如中世纪所认定为二对立物，且人体亦非宇宙之中心，仅为其一小单位，与宇宙万象万物息息相关。认识至此，其已向中国医学之理念"靠拢"矣，虽彼未必知中国医学何如也。唯其不知中国医理何如，纯由其实践而有所悟，益以证中国之认识人体不为伪，亦不为玄虚。然国人知此趋向者，几人？

国医欲再现宋明清高峰，成国中主流医学，则一须继承，一须创新。继承则必深研原典，激清汰浊，复吸纳西医及我藏、蒙、维、回、苗、彝诸民族医术之精华；创新之道，在于今之科技，既用其器，亦参照其道，反思己之医理，审问之，笃行之，深化之，普及之，于普及中认知人体及环境古今之异，以建成当代国医理论。欲达于斯境，或需百年欤？予恐西医既已醒悟，若加力吸收中医精粹，促中医西医深度结合，形成 21 世纪之新医学，届时"制高点"将在何方？国人于此转折之机，能不忧虑而奋力乎？

予所谓深研之原典，非指一二习见之书、千古权威之作；就医界整体言之，所传所承自应为医籍之全部。盖后世名医所著，乃其秉诸前人所述，总结终生行医用药经验所得，自当已成今世、后世之要籍。

盛世修典，信然。盖典籍得修，方可言传言承。虽前此 50 余载已启医籍整理、出版之役，惜旋即中辍。阅 20 载再兴整理、出版之潮，世所罕见之要籍千余部陆续问世，洋洋大观。

今复有"中医药古籍保护与利用能力建设"之工程，集九省市专家，历经五载，董理出版自唐迄清医籍，都 400 余种，凡中医之基础医理、伤寒、温病及各科诊治、医案医话、推拿本草，俱涵盖之。

噫！璐既知此，能不胜其悦乎？汇集刻印医籍，自古有之，然孰与今世之盛且精也！自今而后，中国医家及患者，得览斯典，当于前人益敬而畏之矣。中华民族之屡经灾难而益蕃，乃至未来之永续，端赖之也，自今以往岂可不后出转精乎？典籍既蜂出矣，余则有望于来者。

谨序。

第九届、十届全国人大常委会副委员长

许嘉璐

二〇一四年冬

王 序

　　中医学是中华民族在长期生产生活实践中，在与疾病作斗争中逐步形成并不断丰富发展的医学科学，是中国古代科学的瑰宝，为中华民族的繁衍昌盛作出了巨大贡献，对世界文明进步产生了积极影响。时至今日，中医学作为我国医学的特色和重要医药卫生资源，与西医学相互补充、相互促进、协调发展，共同担负着维护和促进人民健康的任务，已成为我国医药卫生事业的重要特征和显著优势。

　　中医药古籍在存世的中华古籍中占有相当重要的比重，不仅是中医学术传承数千年最为重要的知识载体，也是中医为中华民族繁衍昌盛发挥重要作用的历史见证。中医药典籍不仅承载着中医的学术经验，而且蕴含着中华民族优秀的思想文化，凝聚着中华民族的聪明智慧，是祖先留给我们的宝贵物质财富和精神财富。加强对中医药古籍的保护与利用，既是中医学发展的需要，也是传承中华文化的迫切要求，更是历史赋予我们的责任。

　　2010 年，国家中医药管理局启动了中医药古籍保护与利用能力建设项目。这既是传承中医药的重要工程，也是弘扬优秀民族文化的重要举措，不仅能够全面推进中医药的有效继承和创新发展，为维护人民健康作出贡献，也能够彰显中华民族的璀璨文化，为实现中华民族伟大复兴的中国梦作出贡献。

相信这项工作一定能造福当今，嘉惠后世，福泽绵长。

国家卫生和计划生育委员会副主任

国家中医药管理局局长

中华中医药学会会长

二〇一四年十二月

马 序

　　新中国成立以来，党和国家高度重视中医药事业发展，重视古籍的保护、整理和研究工作。自 1958 年始，国务院先后成立了三届古籍整理出版规划小组，分别由齐燕铭、李一氓、匡亚明担任组长，主持制定了《整理和出版古籍十年规划（1962—1972）》《古籍整理出版规划（1982—1990）》《中国古籍整理出版十年规划和"八五"计划（1991—2000）》等，而第三次规划中医药古籍整理即纳入其中。1982 年 9 月，卫生部下发《1982—1990 年中医古籍整理出版规划》，1983 年 1 月，中医古籍整理出版办公室正式成立，保证了中医古籍整理出版规划的实施。2002 年 2 月，《国家古籍整理出版"十五"（2001—2005）重点规划》经新闻出版署和全国古籍整理出版规划领导小组批准，颁布实施。其后，又陆续制定了国家古籍整理出版"十一五"和"十二五"重点规划。国家财政多次立项支持中国中医科学院开展针对性中医药古籍抢救保护工作，文化部在中国中医科学院图书馆专门设立全国唯一的行业古籍保护中心，国家先后投入中医药古籍保护专项经费超过 3000 万元，影印抢救濒危珍、善、孤本中医古籍1640余种，开展了海外中医古籍目录调研和孤本回归工作。2010年，国家财政部、国家中医药管理局安排国家公共卫生专项资金，设立了"中医药古籍保护与利用能力建设项目"，这是继1982～1986年第一批、第二批重要中医药古籍整理之后的又一次大规模古籍整理工程，重点整理新中国成立后未曾出版的重要古籍，目标是形成并普及规范的通行本、传世本。

为保证项目的顺利实施，项目组特别成立了专家组，承担咨询和技术指导，以及古籍出版之前的审定工作。专家组中的许多成员虽逾古稀之年，但老骥伏枥，孜孜不倦，不仅对项目进行宏观指导和质量把关，更重要的是通过古籍整理，以老带新，言传身教，培养一批中医药古籍整理研究的后备人才，促进了中医药古籍保护和研究机构建设，全面提升了我国中医药古籍保护与利用能力。

作为项目组顾问之一，我深感中医药古籍保护、抢救与整理工作的重要性和紧迫性，也深知传承中医药古籍整理经验任重而道远。令人欣慰的是，在项目实施过程中，我看到了老中青三代的紧密衔接，看到了大家的坚持和努力，看到了年轻一代的成长。相信中医药古籍整理工作的将来会越来越好，中医药学的发展会越来越好。

欣喜之余，以是为序。

中国中医科学院研究员

马继兴

二〇一四年十二月

校注说明

　　《跌打大全》，清代邱映堂著，伤科专书。邱映堂，出身中医世家，擅长中医伤科，里籍及生平无从考证。《跌打大全》内容有五：其一，跌打损伤满身引经药歌；其二，跌打损伤察形看症；其三，疗伤药方；其四，人体总图；其五，分部损伤论治。全书包括跌打损伤满身引经药歌九首，疗伤药方八十一首，图六十六幅。其书流传不广，目前仅知云南省图书馆有藏。

　　兹将校注有关情况说明如下：

　　此次整理以云南省图书馆所藏清道光二十二年（1842）寿世堂刻本为底本，校勘参用本校、他校，慎用理校。他校以同年代伤科书籍及本草类书籍为主。

　　1. 底本为繁体竖排，均改为简体横排。

　　2. 采用现代标点方法对原书进行标点。

　　3. 凡原书中的异体字，以规范简化汉字律齐，不出注。

　　4. 凡原书中的通假字、古今字为现代通用字形者，保留原字，于首见处出注说明。

　　5. 凡原书中生僻之词、字、药名，于首见处出注说明。

　　6. 原书中中药名用字多有俗写，今仍其旧，于首见处出注说明。

　　7. 凡原书中独立成段方药中药名后的炮制、用量等，用小字另体。

　　8. 凡原书中文字、药名有疑义，无本校或他校资料可据，难定是非者，出校说明。

　　9. 原书无章节，不分卷次，今据正文加标题，编目录。

序

　　跌打虽散见于方书，未见全旨，意者①不专重欤？而予不得不专重者，恐择焉不精，取焉不详，有遗于跌打之全旨也。是书也，邱映堂世传其诀而秘之，其图其穴，其方其旨，与夫可治不可治之伤，无不胪列②指明，本秘箧③也。然映堂素与予善，一夕出其书而珍之。予罄夜④而抄之，拟公诸世。讵⑤达旦而就之，殆⑥天不爱其道⑦，以成予志，予又安得不付之梓，以慰夙愿，以公诸世耶？是刻也，其⑧在通都大邑⑨，跌打固属易治，即或遐陬⑩僻壤，一时受伤，急救无门，延医乏力，诚⑪得是编而翻之，考图证穴，按穴证药，不至危急无措，是亦方便之一助云，予故乐为之序。

　　　　　道光二十二年季春中浣⑫余惺斋书于寿世堂

---

　①　意者：或许、大概的意思，表示测度。

　②　胪列：罗列。

　③　秘箧（qiè切）：秘藏之珍籍。箧，小箱子，可以藏书，因以指代书籍。

　④　罄夜：整夜。

　⑤　讵（jù巨）：不料。

　⑥　殆：大概。

　⑦　天不爱其道：上天不吝啬其好生之道。语出《礼记·礼运》。

　⑧　其：如若。

　⑨　通都大邑：大城市。

　⑩　遐陬（zōu邹）：偏远之地。陬，偏远。

　⑪　诚：如果。

　⑫　中浣（huàn换）：每月中旬为"中浣"。古时官员有十日休沐的制度，每旬休息一天，以休息沐浴，称"浣"，因以每月中旬为"中浣"。

目 录

跌打损伤满身引经药歌

头顶羌活与防风，藁本川芎白芷攻。

头左防风与羌活，头右川芎白芷通。

额门羌活防风配，南星荆芥在其中。

脑后南星不可少，防风白芷有神功。

两目防风荆芥先，菊花虫退①共相连。

鼻子防风加白芷，辛夷黄芩用水煎。

两耳菖蒲香附子，两肩山甲威灵仙。

咽喉薄荷加吉梗②，射干姜蚕③山豆根。

胸前只壳④兼吉梗，两乳蒲公通草烹。

心坎菖蒲郁金使，麦冬熊胆病回生。

左胁柴胡青皮入，右胁芥子杏仁行。

肚腹青皮川朴等，芍药甘草等分明。

背上灵仙乌药佳，山甲攻伤三七偕。

腰间杜仲破故纸，续断秦艽共安排。

两手桂枝五加皮，松节灵仙正投怀。

两脚牛夕⑤与木瓜，虎骨灵仙定不差。

---

① 虫退：蝉蜕。
② 吉梗：桔梗。
③ 姜蚕：僵蚕。
④ 只壳：枳壳。
⑤ 牛夕：牛膝。

阴囊吉核①地肤宜，谷道广香不可离。

妊妇条芩蕉②白术，当归川芎正得时。

产母生地益母草，去恶生新功最奇。

血虚当归大熟地，气虚人参炙黄芪。

破气只实③广木香，青皮陈皮力非常。

破血红花和苏木，桃仁赤芍并蒲黄。

左边只壳香附子，三稜④莪术共煎汤。

右边归尾赤芍药，桃仁红花并去伤。

大便芒硝大黄宣，小便木通与车前。

大肠受伤大茴使，小肠受伤小茴煎。

消肿木香及商六⑤，泽兰香附四般全。

止痛乳香同没药，虎骨然铜⑥土别⑦先。

止血血结⑧蓝三七，生肌龙骨象皮入。

胃腕⑨良姜用母丁⑩，气门木香香附益。

破伤风症用南星，再加防风病无迹。

少壮男女容易治，老人妊妇费心力。

---

① 吉核：橘核。
② 蕉：同"焦"。
③ 只实：枳实。
④ 三稜：三棱。
⑤ 商六：商陆。
⑥ 然铜：自然铜。
⑦ 土别：土鳖。
⑧ 血结：血竭。
⑨ 腕：同"脘"。
⑩ 母丁：母丁香。

此是跌打引经药，能通诸穴走经络。
有方无引也徒然，有引无方亦妄学。
有引有方穴位清，何愁病者不应药。
有缘千里来相请，起死回生真快乐。

跌打损伤察形看症①

异授书中自有珍，世传秘诀也非轻。

察形看症宜加减，修合之时等分均。

若依此诀真秘书，死里回生命不休。

腹中作痛不作酸，髓出伤胆永不昌。

自笑天鼓穴不明，肾囊无子命难成。

鱼口经风甲下黑，翻眼直视不容情。

舌上青红黑正心，割断气管命须轻。

大凡看症视形色，行山脉上仔细寻。

若逢此等绝命症，十个难求一个成。

凡伤先看形色，至命门、鱼际、行山等处有脉，任重可治。倘鱼际有脉调和，而天鼓不明，及阴囊无子，并脑髓出，此乃定数，难治之症。

---

① 跌打损伤察形看症：此标题原无，据正文内容拟补。

疗伤药方①

头上受伤末药方

用末药，看伤之轻重，谅体之虚实，或用二三钱，或用四五钱，概用童便、水、酒对服。

羌活　防风　荆芥　薄荷　柴胡　川芎　白芷　吉梗　藁本　虫退　京子②　菊花　南星　法半夏　生地　木香　升麻　苍耳　首乌　灵仙　骨碎补　山甲　三七　红花　血结　商陆　然铜　虎骨　射香③　尔香④　没药　甘草

共为细末。

手上受伤末药方

羌活　独活　防风　桂枝　加皮　牛夕　生地　归尾　红花　木香　香附　六汗⑤　灵仙　商六　柏叶　能麻⑥　山甲　土别　然铜　血结　三七　虎骨　射香　松节　乳

---

① 疗伤药方：此标题原无，据正文内容补。
② 京子：蔓荆子。
③ 射香：麝香。
④ 尔香：乳香。
⑤ 六汗：续断。
⑥ 能麻：八能麻。

香　没药　海桐皮　寻骨风　千年健　清风藤①　石南藤
甘草节

共为细末。

脚上受伤末药方

羌活　独活　防风　防己　桂枝　牛夕　木瓜　苡仁
秦艽　六汗　木香　香附　商六　生地　归尾　红花　苍
耳　毛狗②　柏叶　山甲　海马　虎骨　然铜　血结　三
七　乳香　没药　松节　寻骨风　海桐皮　钻地风　清风
藤　石南藤　麝香　甘草节　灵仙

共为细末。

胁下受伤末药方

羌活　防风　桂枝　柴胡　青皮　梹榔③　只壳　木
香　香附　延胡　生地　归尾　桃仁　红花　商六　桑皮
杏仁　芥子　白及　灵仙　虎骨　茜草　姜黄　蒲黄　血
结　三七山甲　然铜　肉桂　麝香　红曲　檀香　海桐皮
乳香　没药　甘草

共为细末。

---

① 清风藤：青风藤。
② 毛狗：金毛狗脊。
③ 梹榔：槟榔。

胸前受伤末药方

羌活　防风　苏叶　吉梗　只壳　青皮　陈皮　法半

生地　柴胡　木香　香附　槟榔　砂仁　商陆　归尾　红

花桃仁　元胡　红曲　灵仙　九节石菖蒲　郁金　桂心

檀香　麝香　三七　然铜　山甲　虎骨茜草　血结　熊胆

乳香　没药　甘草

共为细末。

肚上受伤末药方

羌活　防风　青皮　只壳　槟榔　生地　木香　香附

川朴　砂仁　丹参　大茴　小茴　商六　归尾　桃仁　红

花　延胡　泽兰　地榆　红曲　羌黄①　大黄　腹毛②　蒲

黄　茜草　毛狗　肉桂　公丁③　射香　山甲　血结　三

七　乳香　没药　甘草

共为细末。

背上受伤末药方

羌活　防风　桂枝　青皮　赤芍　槟榔　商六　乌药

灵仙　延胡　生地　归尾　桃仁　红花　杜仲　故纸④

---

① 羌黄：姜黄。
② 腹毛：大腹皮。
③ 公丁：公丁香。
④ 故纸：补骨脂。

秦艽　六汗　只壳　木香　香附　山甲　三七　血结　然铜　虎骨　茜草　砂仁　肉桂　麝香　土别　红曲　海桐皮　乳香　没药　甘草

共为细末。

腰上受伤末药方

羌活　防风　生地　归尾　桃仁　红花　只壳　木香　香附　杜仲　故芷①　秦艽　六汗　肉桂　大茴　牛膝　山甲　三七　血结　然铜　虎骨　地榆　灵仙　宅兰②　延胡　苁蓉　首乌　胡巴③　枸杞　红曲　毛狗　麝香　商六　海桐皮　乳香　甘草

共为细末。

满身受伤丸药方

名三合起死回生丸，照穴加引药服。

一方日字号

熊胆二钱　麝香八分　肉桂四钱　三七四钱　山羊血五钱　血结九钱　母丁香五钱　虎骨一两　熊骨一两　猴骨一两　龙骨一两

共为细末。

---

① 故芷：补骨脂。
② 宅兰：泽兰。
③ 胡巴：葫芦巴。

一方月字号

赤芍五钱　赤苓三钱　茯神一两　木香五钱　商六五钱
乌药五钱　附片一两　细辛四钱　山甲一两　土别八钱　然铜
一两

共为细末。

一方星字号

生地五钱　归尾五钱　桃仁五钱　红花五钱　秦艽一两
六汗八钱　豆砂①六钱　箭砂六钱　乳香一两　没药八钱　甘
草三钱

共为细末。

满身受伤丸药方

名三合筋骨丸，照穴加引药服。

第一方

羌活五钱　防风五钱　赤芍五钱　赤苓三钱　秦艽八钱
六汗八钱　生地五钱　归尾五钱　桃仁五钱　红花五钱　木香
一两　商六一两　元参四钱　乌药五钱　细辛四钱　白蜡五钱

共为细末。

第二方

人参五分　洋参五钱　麝香一钱　三七五钱　玛瑙五钱

---

①　豆砂：朱砂。

血结五钱　然铜一两　虎骨一两　熊骨一两　猴骨一两　龙骨一两　豆砂五钱　箭砂五钱　海马一两　马前①一两　光乌②三钱

共为细末。

第三方

凤凰子③一两　地龙子④一两　壁虎子五钱　水龙子一两地蝉子一两　土别子一两　两阜子一两　蜗牛子五钱　大螃蟹一两　青竹蛙一两　穿山甲一两　人中白一两　昆布灰一两紫河车一只　制乳香六钱　制没药六钱

共为细末。

接骨敷药方

柳树根皮不拘　姜头⑤四两　番椒⑥四个　面粉一两　川乌一两　草乌一两

跌打刀枪并效末药良方

或加人参揸⑦并昆布灰，更妙。

---

① 马前：马钱子。
② 光乌：川乌。
③ 凤凰子：鸡子。
④ 地龙子：地龙。
⑤ 姜头：生姜。
⑥ 番椒：辣椒。
⑦ 人参揸：人参渣。

蓝三七三钱　　然铜三钱，醋煅　　花乳石①三钱，火煅　　血结三钱　　降香三钱　　无名异二钱　　紫檀香二钱　　生白及二钱　　骨碎补二钱　　刘寄奴二钱　　制没药二钱，去油　　制乳香二钱，去油真象皮二钱，焙研　　川续断二钱　　净石灰三钱，牛胆浸好白蜡三钱　　金银花二钱　　生甘草一钱

共研极细末。

洗药方

羌活二钱　　防风二钱　　薄荷二钱　　荆芥一钱　　川芎一钱白芷一钱　　虫退二钱　　黄柏一钱　　银花一钱　　归尾一钱　　红花八分　　大黄一钱　　连翘一钱　　甘草五分

---

① 花乳石：花蕊石。

人体总图①

正面总图②

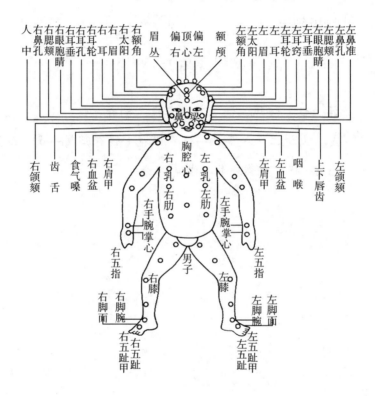

人中 右鼻孔 右腮颊 右眼睛 右耳垂 右耳孔 右耳轮 右耳眉 右太阳 右额角 眉丛 偏顶右心 偏左 额颅 左额角 左太阳 左耳眉 左耳轮 左耳窍 左耳垂 左腮胞 左眼睛 左鼻 鼻准

鼻凹溱

胸腔心

右颌颏 齿舌 食气嗉 右血盆 右肩甲 右乳右肋 左乳左肋 左肩甲 左血盆 咽喉 上下唇齿 左颌颏

右手腕掌心 左手腕掌心

右五指 男子 左五指

右膝 左膝

右脚面 右脚腕 左脚腕 左脚面

右五趾 右五趾甲 左五趾甲 左五趾

---

① 人体总图：此标题原无，据正文内容补。

② 正面总图：此标题原无，据下图内容补。下同。另，图中标识欠确切，鼻准与左颌颏标于一处，额颅与眉丛标于一处，人中标示不明确。

反面总图

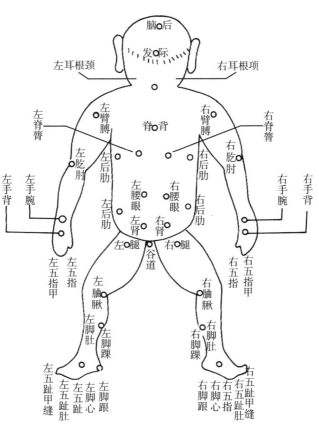

分部损伤论治①

头 上
顶 心

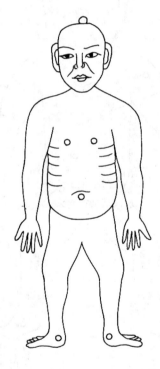

顶心穴致命

羌活　防风　荆芥　薄荷　川芎　白芷　藁本　细辛

---

① 分部损伤论治：此标题原无，据正文内容补。

苍耳　京子　赤芍　生地　南星　虫退　血竭① 　三七
然铜　乳香　没药　甘草

水炆②童便为引。

偏左偏右

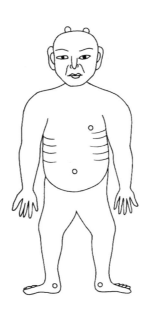

偏左偏右左右**致命**

　　羌活　防风　荆芥　薄荷　川芎　白芷　藁本　赤芍
生地　南星　虫退　白菊　京子　苍耳　血竭　三七　然
铜　乳香　没药　甘草

　　水炆童便为引。

---

① 　血竭："竭"原作"蝎"，据文义改。下同。
② 　水炆（wén 文）：用热水加温。

囟 门

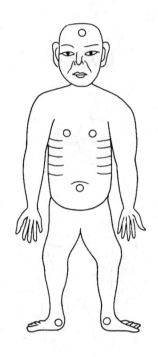

囟门穴致命

　　羌活　防风　荆芥　薄荷　川芎　白芷　藁本　赤芍
生地　虫退　京子　南星　苍耳　三七　血竭　然铜　乳
香没药　甘草

　　水炆童便为引。

额 颅

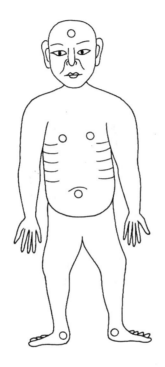

额颅穴致命

羌活　防风　荆芥　薄荷　川芎　白芷　赤芍　生地
南星　法半　虫退　白菊　京子　七厘①　三七　血竭
然铜　乳香　没药　甘草

水炆童便为引。

---

① 七厘：蒺藜。

额 角

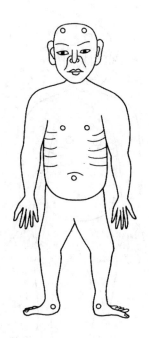

额角穴左右**致命**

　　羌活　防风　荆芥　薄荷　川芎　白芷　赤芍　生地
南星　法半　京子　虫退　白芍　三七　血结　然铜　乳
香　没药　甘草

　　水炊童便为引。

太阴太阳

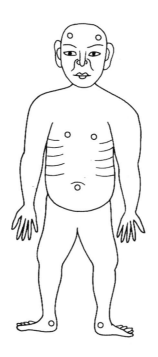

太阴太阳穴左右**致命**

　　羌活　防风　荆芥　薄荷　川芎　白芷　柴胡　赤芍
生地　虫退　白菊　七厘　京子　南星　三七　然铜　乳
香　没药　甘草

　　太阴加附片，太阳加麻黄。

　　水炆童便为引。

眉 丛

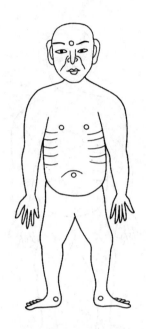

眉丛穴不致命，然伤重即死

　　羌活　防风　荆芥　薄荷　川芎　白芷　赤芍　生地
南星　法半　京子　虫退　白菊　七厘　红花　三七　然
铜　乳香　没药　甘草

　　水炆童便引。

眉　棱

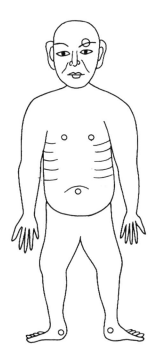

眉棱穴不致命

　　羌活　防风　荆芥　薄荷　川芎　白芷　赤芍　生地
南星　法半　京子　虫退　白菊　三七　然铜　七厘　红
花　乳香　没药　甘草

　　水炆童便引。

眼 眶

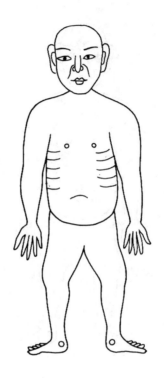

眼眶穴不致命

羌活　防风　荆芥　薄荷　归尾　生地　槟榔　赤芍
虫退　京子　白菊七厘　青箱①　本宅②　乳香　没药
甘草

水炆童便引。

---

①　青箱：青葙子。
②　本宅：木贼。"本"原作"木"，据文义改。

眼　胞

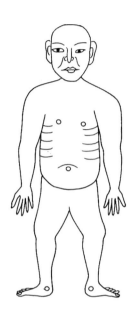

眼胞穴不致命

荆芥　防风　薄荷　白芷　青皮　白芍　赤芍　槟榔
生地　归尾　前胡　柴胡　白菊　虫退　七厘　乳香　没
药　甘草

水炆童便引。

眼 睛

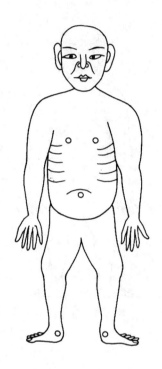

眼睛穴不致命

荆芥　防风　薄荷　柴胡　前胡　连翘　白芷　虫退
赤芍　生地　归尾　红花　菊花　七厘　木宅　乳香　没
药　甘草

水炆童便引。

耳轮耳垂

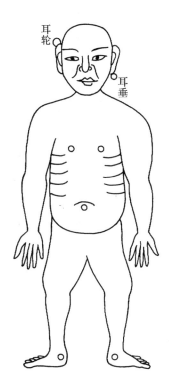

耳轮

耳垂

耳轮耳垂不致命

当归　生地　槟榔　赤芍　青皮　陈皮　京子　木通

菖蒲　木香　商六　乳香　没药　甘草

水炆童便引。

耳窍

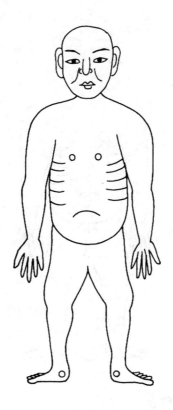

耳窍穴左右**致命**

当归　生地　赤芍　云苓　山药　木通　木香　菖蒲

碎补　然铜　虎骨　三七　乳香　没药　甘草

水炆童便引。

腮　颊

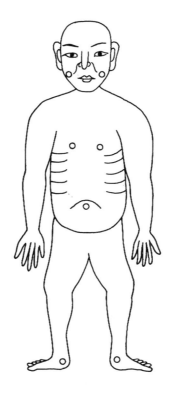

腮颊穴不致命

荆芥　防风　薄荷　川芎　白芷　归尾　生地　槟榔
赤芍　红花　宅兰　血丹①　能麻　广香　商六　乳香
没药　甘草

水炆童便引。

---

①　血丹：即筋骨草。

颔 颏

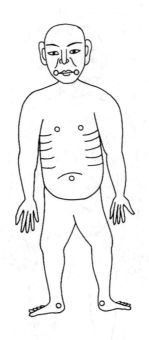

颔颏穴不致命

　　防风　荆芥　薄荷　川芎　白芷　陈皮　赤芍　生地
商六　苍术　香附　木香　川朴　砂仁　血结　血丹　乳
香　没药　甘草

　　水炆童便引。

鼻　梁

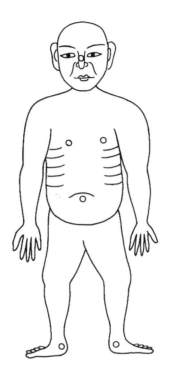

鼻梁穴不致命，然伤重即死

　防风　白芷　薄荷　白芍　生地　吉梗　陈皮　归尾
红花　桑皮　黄芩　苍耳　辛夷　香附　射香　乳香　没
药　甘草

　水炆童便引。

鼻 准

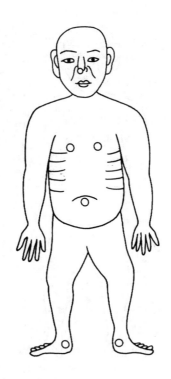

鼻准穴不致命

防风　白芷　赤芍　生地　陈皮　吉梗　只壳　香附
天冬　木通　辛夷　苍耳　黄芩　百部　乳香　没药
甘草

水炖童便引。

鼻 窍

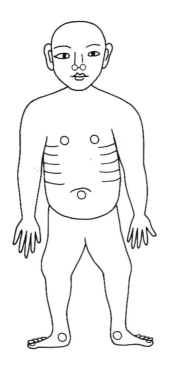

鼻窍穴不致命

防风　白芷　青皮　陈皮　槟榔　赤芍　生地　吉梗
只壳　双皮　黄芩　辛夷　苍耳　百部　管仲①　乳香
没药　甘草

水炆童便引。

---

①　管仲：贯众。

人 中

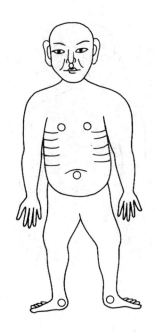

人中穴不致命

　　防风　薄荷　荆芥　红花　归尾　生地　赤芍　吉梗

连翘　陈皮　茜草　血结　乳香　没药　甘草

　　水炊童便引。

唇　吻

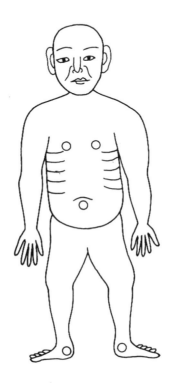

唇吻穴上下**不致命**

　　防风　荆芥　薄荷　白芷　归尾　生地　槟榔　赤芍
青皮　陈皮　木香　商六　血结　血丹　乳香　没药
甘草

　　水炆童便引。

咽　喉

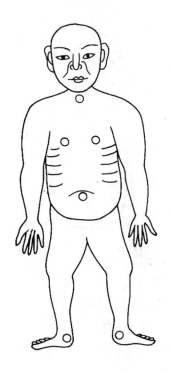

咽喉穴致命

　　防风　薄荷　荆芥　吉梗　只壳　陈皮　茯苓　木香
木通　归尾　生地　兵郎①　赤芍　儿茶　豆根　射干
血丹　藕节　乳香　没药　甘草

　　水炊童便引。

---

　　①　兵郎：槟榔。

食气嗓

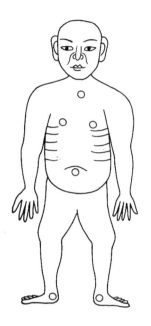

食气嗓穴不致命，然伤重即死

薄荷 防风 禾叶① 青皮 陈皮 吉梗 槟榔 赤芍 生地 茯苓 木通 姜蚕 射干 乳香 没药 甘草水炆童便引。

---

① 禾叶：荷叶。

脑 后

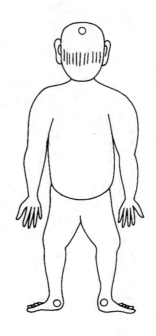

脑后穴致命

    羌活　防风　荆芥　薄荷　川芎　白芷　薰本　虫退
京子　南星　赤芍　生地　虎骨　然铜　碎补　山甲　乳
香　没药　甘草

    水炆童便引。

耳　根

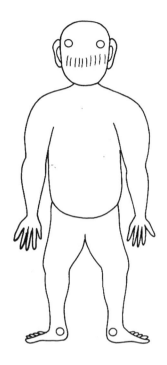

耳根穴

羌活　防风　荆芥　川芎　白芷　虫退　京子　南星 当归　生地　赤芍　木通　木香　菖蒲　碎补　然铜　血 结　三七　乳香　没药

水炆童便引。

乘 枕

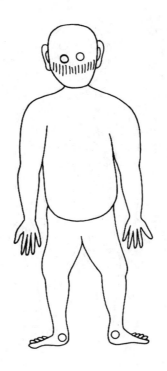

乘枕穴左右**致命**

　　羌活　防风　荆芥　薄荷　川芎　白芷　虫退　京子
南星　碎补　然铜　血结　三七　乳香　没药　甘草
　　水炆童便引。

发　际

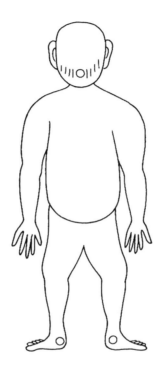

发际穴不致命，然伤重即死

防风　荆芥　薄荷　川芎　白芷　云苓　广皮　只壳

吉梗　南星　归尾　生地　虫退　京子　山甲　乳香　没

药　甘草

水炆童便引。

顶 颈

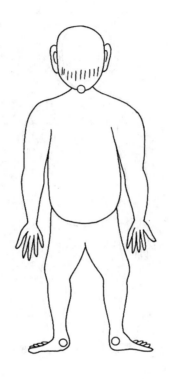

顶颈穴不致命

　防风　荆芥　薄荷　白芷　归尾　生地　赤芍　木香
商六　碎补　然铜　虎骨　龙骨　乳香　没药　甘草
　水炆童便引。

手　上

胳膊臂膊

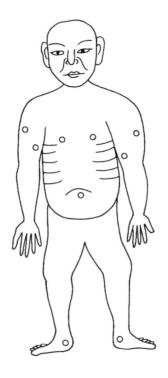

两手胳膊臂膊不致命

羌活　防风　白芷　生地　归尾　灵仙　虎骨　猴骨
然铜　血结　三七　麝香　乳香　松节　甘草节

酒炆①童便引。

---

①　酒炆：用热酒加温。

胠胦①肐肘

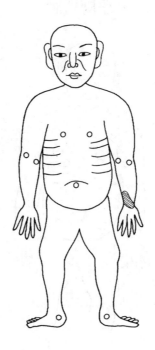

两手胠胦肐肘不致命

羌活　防风　桂枝　白芷　生地　归尾　加皮　灵仙
续断　首乌　乳香　没药　松节　淮牛夕　千年健　青风
藤　石南藤　甘草节　麝香

酒炊童便引。

---

① 胠胦：当指肘（膝）关节的屈侧。

髀骨臂骨

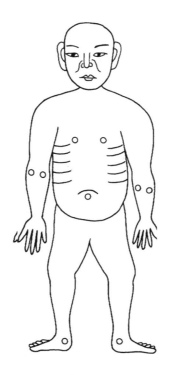

两手髀骨臂骨不致命

羌活　防风　白芷　桂枝　生地　归尾　加皮　灵仙

龙骨　虎骨　猴骨　土别　海马　然铜　三七　血结　麝

香　松节　海相皮　乳香　没药　甘草节

酒炆童便引。

手腕　手心　手背　手指

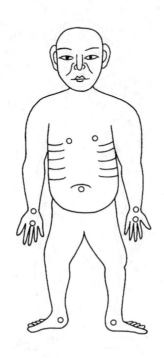

两手腕手心手背手指不致命

　　羌活　防风　桂枝　白芷　首乌　归尾　加皮　灵仙
续断　生地　松节　麝香　乳香　没药　淮牛夕　千年健
青风藤　石南藤　甘草节

　　酒炆童便引。

身　上

血　盆

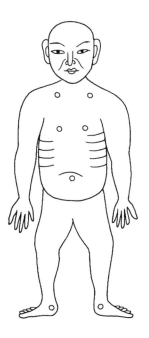

血盆穴左右**致命**

只壳　吉梗　桂枝　加皮　香附　灵仙　赤芍　兵郎
生地　归尾　桃仁　红花　山甲　三七　血结　乳香　没
药　甘草

酒炆童便引。

饭 匙

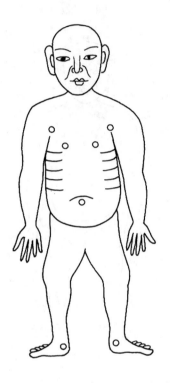

饭匙穴左右**不致命**

吉梗　只壳　桂枝　加皮　柴胡（左用）　桑皮（右用）　木香　香附　灵仙　赤芍　生地　归尾　红花　然铜　土别　乳香　没药　山甲　甘草

酒炆童便引。

肩　胛

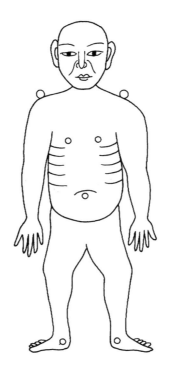

肩甲①**穴**左右**不致命**

　　羌活　防风　桂枝　加皮　六汗　归尾　生地　红花
灵仙　山甲　虎骨　猴骨　然铜　土别　松节　乳香　没
药　甘草节

　　酒炆童便引。

---

　　①　肩甲：肩胛。

腋胑①

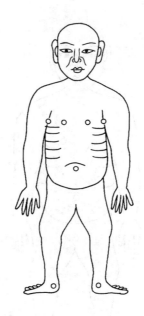

腋胑穴_{左右}**不致命**

柴胡　青皮（左用）　杏仁　芥子（右用）　云苓

法半　吉红②　木香　香附　赤芍　生地　归尾　红花

山甲　官桂　乳香　没药　甘草

酒炆童便为引。

---

① 胑：同"肢"。
② 吉红：橘红。

胸膛

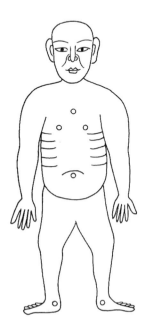

胸膛穴致命

苏叶　防风　吉梗　只壳　青皮　陈皮　赤芍　梹榔

生地　归尾　红花　菖蒲　川一金①　香附　木香　沉香

三七　然铜　乳香　没药

酒炆童便引。

---

① 川一金：川郁金。

两 乳

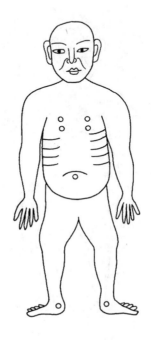

两乳穴左右**致命**

　　苏叶　防风　吉梗　只壳　红花　柴胡　桑皮　青木香　广木香　赤芍　槟榔　生地　归尾　香附　血丹　蒲公英　通草　乳香　没药　山甲

　　酒炆童便引。

心 坎

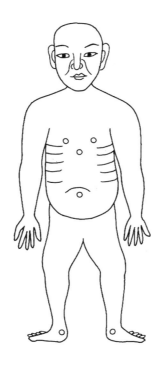

心坎穴致命

吉梗　只壳　天冬　麦冬　郁金　生地　归尾　槟榔
赤芍　朱砂　辰砂　肉桂　血结　三七　熊胆　麝香　山
羊血　乳香　没药　甘草

酒炆童便引。

肚 腹

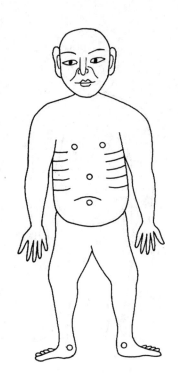

肚腹穴致命

　　赤芍　梹榔　只壳　香附　木香　大茴　小茴　生地
归尾　桃仁　红花　苏木　大黄　血结　三七　官桂　乳
香　没药　甘草

　　酒炆童便引。

左前肋①

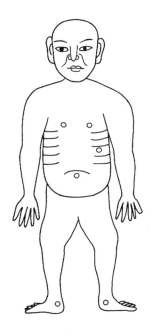

左前肋不致命，然伤重即死

柴胡　青皮　香附　木香　赤芍　槟郎②　归尾　桃仁　红花　茜草　血结　三七　山甲　乳香　没药　甘草酒炆童便引。

---

① 肋：原作"胁"，据文义改。
② 槟郎：槟榔。

右前肋①

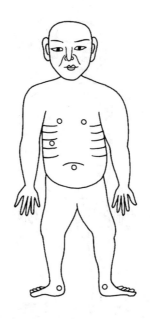

右前肋穴不致命，然伤重即死

　　芥子　杏仁　只壳　香附　木香　赤芍　槟榔　生地
归尾　桃仁　红花　蒲黄　茜草　血结　三七　山甲　土
别　乳香　没药　甘草

　　酒炆童便引。

---

　　① 肋：原作"胁"，据文义改。

左前胁

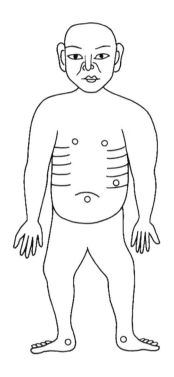

左前胁穴致命

柴胡　青皮　只壳　香附　木香　赤芍　槟榔　生地
归尾　桃仁　红花　山甲　宅兰　官桂　血结　三七　小
茴　乳香　没药　甘草

酒炆童便引。

右前胁

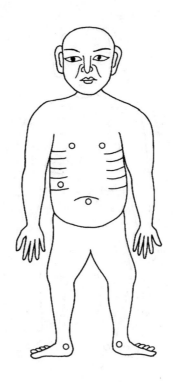

右前胁穴致命

芥子　杏仁　只壳　香附　木香　赤芍　槟榔　生地
归尾　桃仁　红花　山甲　宅兰　官桂　血结　三七　大
茴　乳香　没药　甘草

酒炆童便引。

肚　脐

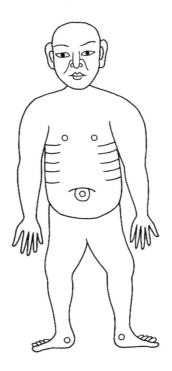

肚脐穴致命

只壳　茯苓　腹毛　陈皮　木香　槟榔　香附　元胡
红花　地榆　小茴　生地　归尾　赤芍　大茴　大黄　麝
香　乳香　没药　甘草

酒炆童便引。

小　肚

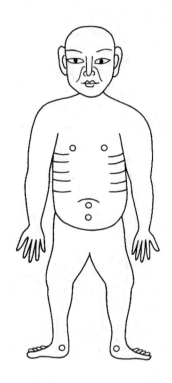

小肚穴致命

　　归尾　生地　槟榔　赤芍　桃仁　红花　车前　通草
木香　香附　小茴　元胡　宅兰　公丁香　肉桂　乳香
没药　甘草

　　酒炆童便引。

肾囊

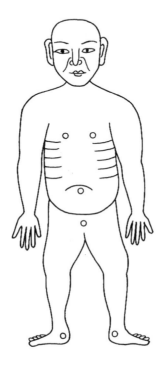

肾囊穴致命

朱苓① 泽泻 车前 木通 通草 茯苓 吉核 小
茴 桃仁 红花 地肤子 公丁香 肉桂 归尾 生地
乳香 没药 甘草

用荔枝核烧灰为引，酒炆童便引。

---

① 朱苓：猪苓。

阴 门

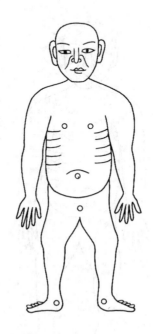

阴门穴致命

朱苓　泽泻　车前　木通　通草　归尾　生地　槟榔
赤芍　桃仁　红花　毛狗　小茴　肉桂　乳香　没药
甘草

酒炆童便引。

琵琶骨

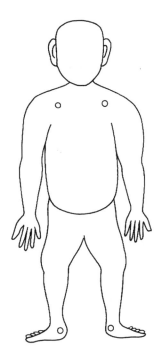

琵琶骨穴左右**不致命**

　　薄荷　防风　桂枝　加皮　乌药　灵仙　归尾　生地
桃仁　红花　血结　三七　山甲　然铜　土别　乳香　没
药　甘草

　　酒炊童便为引。

脊 背

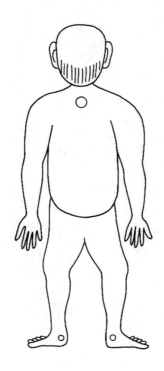

脊背穴致命

乌药　灵仙　归尾　生地　桃仁　红花　杜仲　故子①　木香　香附　虎骨　猴骨　山甲　三七　血结　乳香　没药　甘草

酒炆童便引。

---

① 故子：补骨脂。

髋 骨

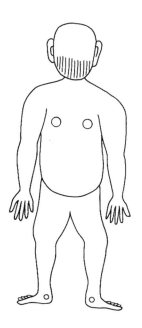

髋骨穴不致命

　　羌活　防风　赤芍　槟榔　乌药　灵仙　归尾　生地
红花　血丹　宅兰　三七　山甲　然铜　土别　乳香　没
药　甘草

　　酒炆童便引。

脊臂

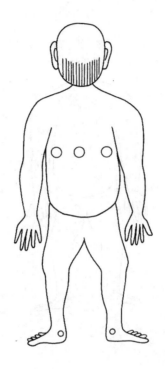

脊臂穴致命

羌活　防风　赤芍　生地　归尾　香附　三七　山甲
然铜　土别　红花　乌药　灵仙　杜仲　故子　乳香　没
药　甘草　秦艽　六汗

酒炆童便引。

腰　眼

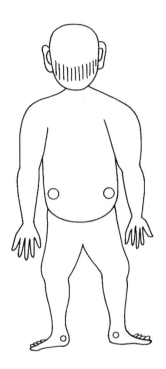

腰眼穴左右**不致命**

　　杜仲　故子　六汙　秦艽　赤芍　生地　归尾　红花
香附　肉桂　大茴　细辛（慎用）　牛夕　山甲　三七
乳香　没药　甘草

　　酒炊童便引。

左后肋①

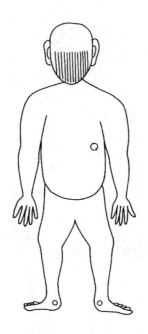

左后肋不致命，然伤重即死

柴胡　然铜　乌药　灵仙　只壳　青皮　木香　赤芍
生地　归尾　香附　红花　三七　山甲　土别　桃仁　乳
香　没药　甘草

酒炆童便引。

---

① 肋：原作"胁"，据文义改。

右后肋①

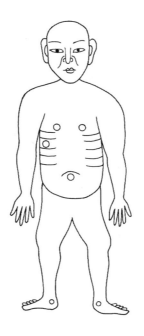

右后肋穴不致命，然伤重即死

芥子　杏仁　乌药　灵仙　只壳　香附　木香　赤芍
生地　归尾　桃仁　红花　三七　山甲　土别　然铜　尔
香　没药　甘草

酒炆童便引。

---

① 肋：原作"胁"，据文义改。另，下图当为背面。

左后胁

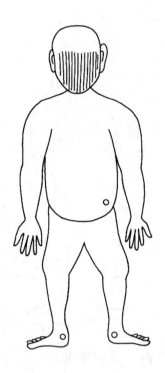

左后胁穴致命

柴胡　青皮　杜仲　故子　木香　香附　赤芍　槟榔

生地　归尾　桃仁　红花　三七　山甲　肉桂　海桐皮

乳香　没药　甘草　小茴

酒炆童便引。

右后胁①

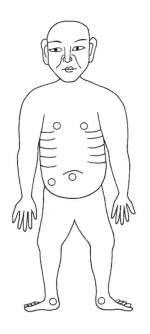

右后胁穴致命

芥子　杏仁　杜仲　故子　木香　香附　赤芍　槟榔
生地　归尾　桃仁　红花　三七　山甲　肉桂　海桐皮
乳香　没药　甘草　大茴

酒炆童便引。

---

① 右后胁：下图当为背面。

方 骨

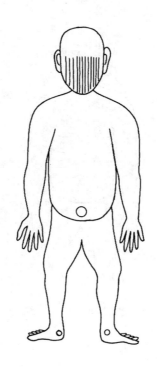

方骨穴致命

赤芍　槟榔　归尾　生地　红花　秦芃　六汗　大茴
木香　香附　只壳　牛夕　故子　虎骨　三七　血结　土
别　乳香　没药　甘草

酒炆童便引。

尾蛆

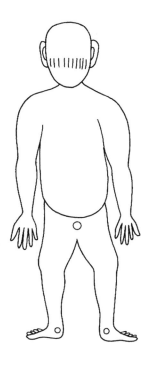

尾蛆穴不致命

广香　大茴　故子　槐花　地榆　归尾　生地　红花
升麻　乌药　山甲　土别　土狗①　肉桂　乳香　没药
大黄　只壳　甘草

酒炆童便引。

---

① 土狗：即蝼蛄。

两 臀

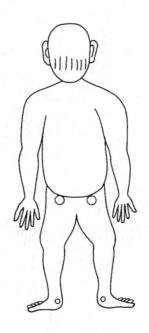

两臀穴左右**不致命**

赤芍　槟榔　生地　归尾　红花　木香　大茴　丹皮
茜草　蒲黄　苦参　黄柏　血结　乳香　没药　甘草　连
翘　白芷

酒炆童便引。

谷　道

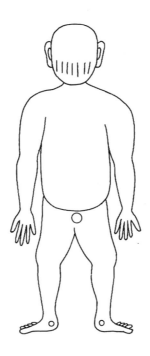

谷道穴不致命，然伤重即死

木香　大茴　只壳　香附　陈皮　云苓　故子　木通
大黄　肉桂　赤芍　槟榔　生地　归尾　红花　乳香　没
药　甘草　山甲

酒炆童便引。

脚 上

胯骨腿骨

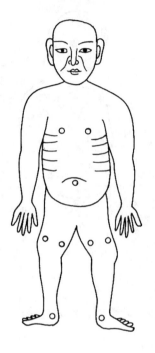

两脚胯骨腿骨不致命

独活　防己　赤芍　生地　归尾　红花　牛夕　木瓜
加皮　以仁①　六汗　灵仙　海桐皮　虎骨　猴骨　土别
血结　三七　然铜　尔没②

酒炆童便引。

---

① 以仁：薏苡仁。
② 尔没：当作"乳没"。

膝盖胐揪

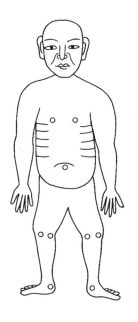

两脚膝盖胐揪不致命

　　独活　防己　赤芍　生地　牛夕　木瓜　加皮　灵仙
六汗　秦艽　以仁　毛狗　兔丝①　虎骨　猴骨　松节
青风藤　石南藤　甘草节　尔没

　　酒炆童便引。

----

　　① 兔丝：菟丝子。

臁肕①腿肚

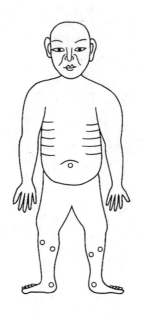

两腿臁肕腿肚不致命

独活　防己　赤芍　生地　红花　归尾　牛夕　木瓜
加皮　苡仁　灵仙　虎骨　猴骨　然铜　土别　血结　三
七　海桐皮　海马　麝香　尔没　甘草节

酒炆童便引。

---

①　臁肕（rèn 任）：指小腿前侧。肕，坚肉。

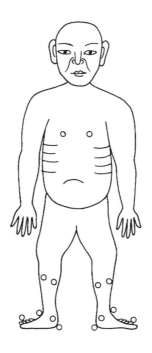

两脚腕脚心脚背脚①踝脚跟脚趾不致命

　　独活　防己　牛夕　木瓜　加皮　六汗　秦艽　细辛
松节　灵仙　虎骨　毛狗　麝香　钻地风　寻骨风　青风
藤　石南藤　乳香　没药　甘草节

　　酒炆童便引。

---

　　① 脚：原脱，据下图图题补。

校注后记

《跌打大全》，清代伤科专书，邱映堂著，成书于清道光二十二年（1842）。

本书主要论述跌打损伤药物治疗，是作者疗伤临床经验的记录。今将整理研究工作有关情况综述如下，以飨读者。

一、底本简介

据《中国中医古籍总目》，《跌打大全》现存两种版本，一者清道光二十二年（1842）寿世堂刻印本，现存云南省图书馆；再者民国二十四年（1935）手抄本，现存安徽省图书馆。经查阅两书名虽同，但内容各异。此次整理选清道光二十二年（1842）寿世堂刻本为底本。

《跌打大全》有余惺斋序一篇，跌打损伤满身引经药歌九首，疗伤药方八十一首，插图六十六幅。主要论述跌打损伤药物治疗，分部论治，图文并茂，不分卷次，未编章节，没引经据典，无理论阐述，实属作者疗伤临床经验记录。疗伤用药特色鲜明，注重应用引经药，书载疗伤引经药八十一味，遍布全身二十六处，强调"有方无引也徒然"。疗伤用药突出活血祛瘀，八十一首疗伤药方的组成无一不用活血、祛瘀、行气、止痛药物，其中没药、乳香出现于七十首以上方剂之中。善用药对，以增强活血祛瘀药效，常用药对中，没药－乳香药对，没药－乳香－甘草药队，出现于百分之八十以上的疗伤药方中。疗伤用药特点具一定学术价值，对现代伤科医生临床疗伤用药有借鉴意义。

据余惺斋序："是书也，邱映堂世传其诀而秘之，其图其穴，其方其旨，与夫可治不可治之伤，无不胪列指明。"可证邱映堂出身中医世家，擅长中医伤科。然邱映堂及余惺斋里籍及生平无从考证，确属憾事。

二、学术特点

1. 疗伤注重引经药

该书跌打损伤满身引经药歌，记载治疗跌打损伤引经药八十一味。或依受伤部位不同，或依病情病证不同，或依年龄性别不同分别选用之。作者笔下区区五百余言，将跌打损伤全身各部位引经药论述得详细全面，一目了然。①明确指出应用疗伤引经药的临床意义。引经药歌中说："此是跌打引经药，能通诸穴走经络。"一语道明了疗伤引经药的临床意义为循经疗伤，直达病所。②重视疗伤引经药临床应用。引经药歌中所讲"有方无引也徒然"。意在强调应用疗伤引经药的重要性。跌打损伤满身引经药歌，详列了八十一味药物分别作为人体二十六个部位的引经药。单就药味之多，部位之广，足见作者对疗伤引经药临床应用的重视程度。《跌打大全》记载的八十一首疗伤药方，其药物组成均有引经药。可以想象邱映堂在临床工作中凡处方必用引经药。③疗伤引经药临床应用细腻。即便是同一部位受伤，应用疗伤引经药亦分前后左右。"头左防风与羌活，头右川芎白芷通。额门羌活防风配，南星荆芥在其中。脑后南星不可少，防风白芷有神功"。引经药歌中的这些论述，指出了尽管同属头部损伤，因前后左右不同，疗伤引经药的选用亦随之而异。又说"左胁柴胡青皮入，右胁芥子杏仁行"。阐明了对胸胁部损伤，引经药同样也应该区分左右而选之。对于妊产妇，选用疗伤引经药应区别于普通人群。引经药歌中的"妊妇条芩焦白术，当归川芎正得时。产母生地益母草，去恶生新功最奇"等论述。无不反映出作者应用疗伤引经药的细腻程度。④疗伤选方与应用引经药同等重要。"有方无引也徒然，有引无方亦妄学，有引有方穴位清，何愁病者不应药"的论述阐明了正确处方与恰当选用引经药同等重要。换言之，处方正确，引经药选用恰当，方能收到满意临床疗效。⑤依部位选用疗伤引经药。跌打损伤满身引经药歌中，多依部位论述引经药。如头顶部选用羌活、防风、藁本、川芎、白芷为引经药；两目部选用防风、荆芥、菊花、蝉蜕为引经药；胸前部选用枳壳、桔梗为引经药；背部选用威灵仙、乌药、穿山甲、三七为引经药；阴囊部选用橘核、地肤子为引经药。这与分部位论治跌打损伤相一致，同属作者辨位施治学术观点的体现。依部位选用疗伤引经药，既有引诸药达于病所的理论基础，又具辨位施治特色，也便于临床掌握使用。

2. 疗伤突出活血祛瘀

《跌打大全》记载疗伤药方八十一首，涉及药物一百七十多味。这些药物在八十一首药方组成中应用次数较多的前十位分别是没药、乳香、生地、甘草、当归、赤芍、红花、防风、三七、木香，其中没药、乳香出现于七十首以上药方之中。排序前十位的药物功效大多为活血、祛瘀、行气、止痛。这就不难看出，邱映堂治疗跌打损伤突出活血祛瘀。至于生地，其功效为清热凉血，养阴生津；甘草尚有补脾祛痰、调和诸药之功效；防风尚有祛风解表、止痉的功效，另当别论。可以从两个方面认识突出活血祛瘀的疗伤用药特点。从实践看，这一疗伤用药特点源于临床。《跌打大全》既没有引经据典，几乎也没有理论阐述，可以说纯属作者疗伤临床经验记录。在长期的临床实践中，哪些药物疗效较好，就较多应用之，加之善于总结，随着经验积累，久而久之，形成了作者个人疗伤用药的特点，这是很自然的。况且，突出活血祛瘀疗伤用药特点，应该是邱映堂氏几代人的经验结晶。余惺斋为《跌打大全》作序时写到："是书也，邱映堂世传其诀而秘之。"就理论讲，疗伤用药突出活血祛瘀是有本之木、有源之流。自古至今，论述损伤病机总不离气血，凡跌打损伤必导致气滞血瘀。乃至于今人所言"气血与损伤的关系是损伤病机的核心内容"（《中医伤科学》1985年版）。对损伤气血病机的论述，贯穿中医伤科学发展的始终。《素问·阴阳应象大论》云："气伤痛，形伤肿。"《正体类要·序》云："肢体损于外，则气血伤于内，荣卫有所不贯，脏腑由之不和。"《杂病源流犀烛·跌打闪挫源流》云："跌扑闪挫，卒然身受，由外及内，气血俱伤病也。"这些论述，说明损伤病机总不离气血。以骨折治疗为例，总以"血不活则瘀不能去，瘀不去则折不能续"和"瘀去、新生、骨合"作为理论指导。综上所述，《跌打大全》突出活血祛瘀的疗伤用药特点，实乃有据有理有特色。

3. 疗伤善用药对

分析《跌打大全》所记载八十一首疗伤药方的组成，发现作者善于将功效相同或相近的两种药物配合应用，形成药对。最常见者有没药－乳香药对，当归－生地药对，木香－香附子药对，三七－穿山甲药对，桃仁－红花药对，虎骨－自然铜药对。分析作者常用药对，有以下启示，①应用药对增强药效。使用药对的目的多在增强药效，以便于临床各科广泛应用。邱映堂也不例外，他在《跌打大全》中常用的上述六个药对，目的就在于增强活血祛瘀效力，这与作者疗伤突出活血祛瘀的观点相一致。组成这六个药对的药物功效大多为活血、祛瘀、行气、止痛，将这些功效相同或相近的药物组成药对，配合应用，无疑可增强活血祛瘀效力。②巧用药对。在六个常用药对中，没药－乳香药对出现在七十首药方中，其中六十六首药方中同时配合应用甘草，从而形成了没药－乳香－甘草药队。从药对到药队的转变，足见作者应用药对之巧妙，妙就妙在取甘草缓急止痛之功，达佐助没药、乳香活血、行气、止痛之效；取甘草调和诸药之功，佐制没药、乳香散烈之性。

三、整理工作

本次整理在"中医药古籍保护与利用能力建设项目"总项目工作规划及《工作细则》指导下进行。整理以文献学方法进行校勘注释，以本校、他校为主，慎用理校。

版本调查，除案头文献研究外，重在实地看本子。据文献《跌打大全》现存刻本和抄本两种版本，清道光二十二年寿世堂刻印本由项目组提供，重点是考察1935年手抄本。曾先后两次在安徽省图书馆阅读手抄本，终确定手抄本与刻印本为同名异书。故此次整理仅以清道光二十二年刻印本为底本。

他校，以同类同时代为原则选择参考书，作为校本。《仙授理伤续断秘方》为我国现存最早伤科专书，《医宗金鉴·正骨心法要旨》《伤科大成》《救伤秘旨》《伤科汇纂》《伤科补要》与《跌打大全》为同时代伤科专书，选定为校本。《跌打大全》主要论述跌打损伤药物治疗，书载疗伤药方八十一首，涉及药物一百七十多味。其中俗写药名如只实、只壳、梹榔较多，生僻药名如尔香、故纸、豆砂不少，共计六十六味。以规范通行为原则，选《本草纲目》《实用中药大辞典》《中药大辞典》《中药正别名集》《中华人民共和国药典》等本草类书籍为校本。对此六十六味药物一一校勘，出注说明。

本校，多以图文互校。《跌打大全》图文并茂，文字不多，插图不少，采用图文互校，或以图校文，或以文校图。如"腘脉"一词，两次出现，一在肘部，一在膝部，肘部者在屈侧，膝部者亦在屈侧，遂出注，腘脉：当指肘（膝）关节的屈侧。

理校，明显错讹者用之。如原文"血竭"多有写作"血蝎"者，"蝎"字误，遂据文义改后出校。血竭："竭"原作"蝎"，据文义改。下同。

凡需注释之字词、药名，多次重出者，首见加注，以下出现不再加注。底本中药名用字不规范，均保留原字，出注。书中六十六幅插图及图中文字均未做改动。插图明显有误者，出注，如右后胁图当为背面图，但误作正面图，遂出注说明。

《跌打大全》不分卷次，没有章节。本次整理据文义加标题、编目录，以便阅读。标题分三级，各级标题分别置所括正文内容之首。

四、不足之处

《跌打大全》主要论述跌打损伤药物治疗，图文并用，论述简洁。未引经据典，无理论阐述，实属邱映堂疗伤临床经验记录。全身各部损伤无一不及，书名用"大全"意恐在此。疗伤用药特色鲜明，具一定学术价值。

然而在整理过程中也发现书中存在不足，如全书八十一首疗伤药方，七十二首无剂量。论治跌打损伤重部位，轻主症，忽略脉象、舌象。

由于我们水平及资料所限，作者邱映堂、序者余惺斋里籍及生平无从考证，个别药名存疑待考，实为校注工作缺憾。

《跌打大全》为国家中医药管理局、财政部"中医药古籍保护与利用能力建设项目"陕西项目组整理书目之一。整理过程受到宋珍民教授精心指导，王昌利教授协助校注药物，杨小龙副主任医师、李吉讲师协助查阅资料，薛战胜先生协助处理插图，一并致谢。

李彦民　周晓燕　李引刚　胡耀昌

2014 年 5 月

总 书 目

I

诊　法

针灸推拿

本　草